GUÉRISON

DE

LA GOUTTE

ET DU

RHUMATISME

PARIS. — IMPRIMERIE DE E. MARTINET, RUE MIGNON, 2.

GUÉRISON

DE

LA GOUTTE

ET DU

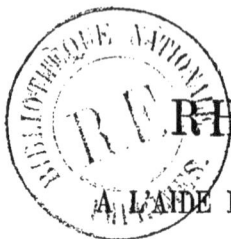

RHUMATISME

A L'AIDE D'UN TRAITEMENT NOUVEAU

PAR

Le Dr JULES BOYER ✝

Ex-interne des hôpitaux, ex-prosecteur d'anatomie,
Ex-chef des travaux anatomiques,
Ex-chargé du cours de physiologie à l'École de médecine de Clermont ;
Membre correspondant de la Société de médecine et de chirurgie pratiques de Montpellier ;
Chevalier et commandeur de plusieurs ordres.

> « Décréter l'incurabilité de certaines maladies, c'est sanctionner par une loi la négligence et l'incurie. »   (BACON.)

> « Il n'existe aucune différence entre la goutte et le rhumatisme. »   (CHOMEL.)

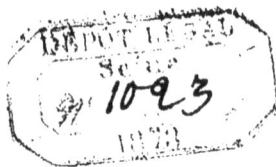

PARIS

ADRIEN DELAHAYE, LIBRAIRE-ÉDITEUR

23, PLACE DE L'ÉCOLE-DE-MÉDECINE

1873

AVANT-PROPOS

Une idéé nouvelle en médecine est toujours un événement grave; les malades l'acceptent avec reconnaissance, mais les médecins lui font toujours une opposition systématique.

Lorsque j'ai publié mon traitement nouveau de la phthisie pulmonaire, les sympathies confraternelles m'ont fait défaut au début, mais depuis les faits m'ont donné raison et je suis heureux de constater que mes idées anti-routinières sont partagées aujourd'hui par tous les médecins sérieux.

Dans cette étude, j'émets des théories qui

rompent avec les errements du passé; j'indique la cause vraie de la goutte et je prouve la légitimité de mon traitement.

On excusera mon audace en voyant que la goutte n'est plus une *maladie incurable*, et que les médications employées jusqu'à ce jour sont toutes empiriques ou dangereuses.

GUÉRISON

DE

LA GOUTTE

ET DU RHUMATISME

I

ÉTUDE CHIMIQUE

Les questions chimiques dominent la monographie de la goutte; pour rendre ce travail intelligible, il est indispensable d'être bien fixé sur les propriétés de trois corps organiques dont nous aurons souvent l'occasion de parler.

Ces trois corps sont : 1° l'*urée*; 2° l'*acide urique*; 3° l'*urate de soude*.

1° Urée. — L'urée, ou cyanate d'ammonium, se rencontre dans l'urine de l'homme et des animaux. On le trouve aussi à l'état normal dans le sang, dans la proportion de 0,016 p. 100. Cette proportion devient très-considérable si la sécrétion urinaire est anéantie ou troublée : par exemple dans le sang des cholériques (1); dans le sang des chiens dont on a extirpé les reins (2); dans les liquides de l'hydropisie (3); dans les eaux amniotiques (4). Il existe aussi dans les humeurs aqueuses et vitrées de l'œil (5).

A l'état de pureté l'urée est incolore, *très-soluble dans l'eau et l'alcool.*

L'urée pure cristallise en longs prismes aplatis, sans faces terminales; à l'état moins pur, l'urée cristallise en prismes à base carrée, légèrement jaunâtres et terminés par les faces de l'octaèdre.

On peut l'obtenir en mettant en contact de l'acide cyanique avec de l'ammoniaque.

Si l'on mélange une dissolution d'urée et d'acétate de plomb, on obtient du carbonate de plomb et de l'acétate d'ammoniaque.

L'urée est donc décomposée par l'acétate de

(1) Marchand, *Journ. f. prakt. Chem.*, XI, 449.
(2) Prevost et Dumas, *Annales de chimie*, XXIII, 90.
(3) Marchand, *Ann.*, XXXVIII, 356.
(4) Wœber, *Ann. der Chem.*, LVIII, 98.
(5) Millon, *Comptes rendus de l'Académie*, XXVI, 121.

plomb. Ce phénomène chimique nous permettra plus tard de prouver que la présence de l'urée dans le sang, même en excès, n'est pas le signe pathognomonique de la goutte.

Le rein ne produit pas l'urée, mais il est chargé d'éliminer ce principe qui provient de la désassimilation du tissu musculaire.

2° ACIDE URIQUE. — L'acide urique se trouve dans l'urine de l'homme et des animaux. Pur, il se présente sous la forme de paillettes satinées d'un blanc éclatant, il est inodore, presque insoluble dans l'eau, complétement insoluble dans l'alcool.

Il s'unit facilement aux matières colorantes de l'urine; c'est lui qui, sous la forme de dépôt pulvérulent rose pâle ou rouge-brique, s'attache fortement aux vases où l'urine humaine a séjourné pendant quelques heures.

L'acide urique n'existe pas dans le sang, c'est l'urate du sang qui le fournit; la séparation se fait dans les reins, l'acide se sépare de la base des sels avec lesquels il était lié et se dépose à l'état cristallin.

Cet acide résulte de la désassimilation des tissus

fibreux et lamineux de l'économie, tandis que l'urée provient, comme nous l'avons dit, de la désassimilation de la musculine et naît par catalyse dédoublante.

3° URATE DE SOUDE. — L'urate de soude est un sel qui résulte de la combinaison de l'acide urique avec la soude ; l'urate de soude est peu soluble dans l'eau et l'alcool.

L'urate de soude, ainsi que l'urate de chaux, etc., se rencontre en dissolution et normalement dans le sang ; c'est lui qui forme en grande partie les concrétions arthritiques ; l'urate d'ammoniaque constitue une espèce de calcul urinaire, mais ne se rencontre pas dans les tophus.

L'urate de soude est précipité par les bicarbonates alcalins, et ce précipité est dissous si les carbonates alcalins sont en excès. Nous reviendrons sur ce sujet en parlant des eaux minérales.

II

CAUSES DE LA GOUTTE

Ces causes sont de deux sortes : — La *cause essentielle* et les *causes occasionnelles*.

Cause essentielle. — Si l'on consulte les auteurs, on s'aperçoit facilement que la pathogénie de la goutte ne repose sur aucune idée sérieuse, et qu'on a toujours pris l'effet pour la cause.

Pour les anciens, la goutte était produite par le dépôt de quelque humeur âcre sur les surfaces articulaires. Nous ne nous arrêterons pas à cette hypothèse, elle est toute gratuite.

Pour les auteurs modernes, la cause essentielle de la goutte, *c'est la présence de l'acide urique dans le sang*.

Pour eux, les accès sont dus au défaut d'élimination de cet acide par les urines ; il en résulte alors de l'urate de soude qui se dépose sur les articulations et forme des concrétions tophacées.

Examinons cette théorie, la seule logique en apparence, mais complétement fausse en réalité.

D'abord, l'acide urique n'a jamais été rencontré dans le sang (Littré et Robin). Cet acide se produit exclusivement dans le rein qui le retire des urates dissous dans le sang ; je signale cette erreur, et cependant elle n'infirme en rien ma théorie (1).

L'urée et les urates existent à l'état normal et primitivement dans le sang et les sécrétions ; le rein a pour mission d'éliminer l'urée qui préexistait dans le sang, mais il n'a jamais donné naissance à de l'urée par lui-même.

Dans l'état de santé parfaite, l'homme rend en moyenne, par les urines, 30 grammes d'urée par jour.

Lorsque l'élimination de l'urée par les urines est entravée, s'ensuit-il qu'on doive avoir la goutte ?

(1) Dans son *Traité de la goutte*, le docteur Garrod s'efforce de démontrer la présence de l'acide urique dans le sang, page 119 ; et à la page 529, il dit tout le contraire : « l'acide urique n'existe jamais dans le sang que sous la forme d'urate de soude ». Cette contradiction est inexplicable.

Non, si l'on songe à l'*urémie*. Tous les médecins savent que l'urémie est une maladie caractérisée par l'accumulation d'urée dans le sang, et qu'elle complique un grand nombre d'états pathologiques qui n'ont aucun rapport avec la goutte. Ainsi, on rencontre l'urémie dans toutes les affections fébriles, et elles sont nombreuses et bien différentes les unes des autres; dans le choléra, dans les liquides de l'hydropisie, etc., surtout dans la maladie de Bright; dans cette dernière affection, l'albuminurie est due à une altération de l'épithélium, et l'urémie résulte d'une diminution du champ de la sécrétion urinaire.

En résumé, l'acide urique et l'urée ne jouent qu'un rôle très-secondaire dans la goutte; le plus ou moins d'élimination de ces substances ne peut être la cause primordiale de l'affection goutteuse.

En parlant des concrétions tophacées, nous reviendrons sur ce sujet.

Pour Barthez, la goutte est un « état produit par la force de situation fixe entre les parties du tissu des fibres ».

J'avoue ne rien comprendre à cette phrase.

Quelle est donc la cause vraie de la goutte?

Pour répondre à cette question, il me suffira
de citer une page de ma brochure sur la *phthisie
pulmonaire* (1).

« Le sang charrie tous les éléments chimiques
de l'organisme, à toutes les époques de la vie; il
contient de la *gélatine* et du *phosphate de chaux*
dans des proportions définies.

» Dans l'état de santé, ces deux substances sont
en équilibre; dans l'état de maladie cet équilibre
est rompu.

» Si la gélatine prédomine, nous avons à craindre, soit une maladie des os (carie, ostéomalacie),
soit la scrofule avec ramollissement du système
osseux, soit surtout la *phthisie pulmonaire*.

» Lorsque les sels calcaires surabondent, ils
engendrent une foule d'affections peu connues,
telles que la *goutte*, la gravelle, les calculs, l'ossi-
fication des artères, des valvules du cœur, des
bronches, des glandes pinéales, thyréoïde, mésen-
térique; de l'ovaire, de la rate, etc.

» L'albuminurie, le diabète sucré, et peut-être

(1) *Guérison de la phthisie pulmonaire et de la bronchite chronique*, à l'aide d'un traitement nouveau; brochure in-8°, de 134 pages,
9ᵐᵉ édition. Prix : 1 fr. 50. Delahaye, libraire-éditeur, 23, place
de l'École-de-Médecine, Paris.

toutes les maladies, n'ont d'autre cause que l'élimination par les urines d'une substance qui se trouvait en équilibre avec une autre, et pour laquelle elle avait beaucoup d'affinité dans l'état physiologique. »

Pour moi, la cause primordiale de la goutte résulte de l'excès de sels calcaires dans le sang, et par conséquent de l'insuffisance de gélatine.

C'est ce que nous allons prouver en énumérant les causes occasionnelles de l'affection goutteuse ; nous verrons qu'on peut les rattacher toutes au même phénomène, c'est-à-dire à l'insuffisance de gélatine dans le torrent de la circulation.

Causes occasionnelles. — L'étiologie de la goutte est la même pour tous les auteurs ; seulement ils se contentent d'énumérer les causes occasionnelles sans les rattacher à la cause essentielle.

La goutte est héréditaire ou acquise ; parlons d'abord de l'hérédité.

Hérédité. — L'hérédité de la goutte est indiscutable, mais elle n'est pas absolue. Sur 523 goutteux, Scudamore a compté 309 cas d'hérédité ;

les 214 autres n'offraient aucune trace de transmission.

L'hérédité n'est pas une cause occasionnelle, à proprement parler, c'est plutôt une prédisposition; en effet, tous nos tissus ont une tendance à posséder les propriétés des tissus de nos ascendants, mais cette loi peut être complétement modifiée par le milieu, le régime, les conditions hygiéniques, etc.

INFLUENCE DE L'AGE. — La première attaque de goutte arrive le plus ordinairement de trente-cinq à soixante-six ans. Le docteur Garrod a observé plusieurs malades chez qui la première atteinte de goutte n'était survenue qu'à l'âge de soixante-dix ans.

Si la goutte se montre surtout à l'âge mûr, c'est parce qu'à cette époque de la vie les sels calcaires surabondent et que la gélatine fait défaut; je n'en veux pour preuve que la facilité des fractures chez les vieillards. Nous savons tous que la fragilité des os tient alors à la diminution notable de gélatine dans le tissu osseux.

INFLUENCE DU SEXE. — Les femmes sont moins sujettes à la goutte que les hommes.

Cette différence s'explique par l'existence du flux périodique, et surtout par le genre de vie. A l'époque de la décadence romaine, les femmes, livrées à toutes sortes d'excès, étaient devenues, d'après Sénèque (1), sujettes à la goutte, au même titre que les hommes.

BOISSONS ALCOOLIQUES. — Les boissons alcooliques les plus répandues sont l'eau-de-vie, le rhum, le kirsch, le gin, le whisky. Elles servent à préparer, avec des substances aromatiques, un grand nombre de liqueurs, telles que l'absinthe, le punch, le cassis, la chartreuse, le curaçao, l'anisette, etc.

De toutes les causes qui facilitent le développement de la goutte, l'usage des boissons alcooliques est, sans contredit, la plus puissante.

Tous les auteurs reconnaissent ce fait, mais pas un seul ne cherche à l'expliquer. L'explication est cependant bien simple, si l'on sait que l'*alcool précipite la gélatine*.

Cette action de l'alcool sur la gélatine est pour

(1) « Les femmes n'ont pas changé de nature, mais de vie ; devenues les égales des hommes en fait de licence, elles le sont aussi devenues en fait d'infirmité corporelle. » (*Epist.* XCV.)

ma théorie de la goutte une démonstration qui
me semble irréfutable.

Dans ces derniers temps, l'alcool a été employé
avec quelque succès dans le traitement de maladies de poitrine, ce qui ne peut s'expliquer que
par l'action de l'alcool sur la gélatine, dont le
tubercule est entièrement formé à l'état naissant;
cette gélatine étant détruite, le tubercule ne peut
se développer.

Boissons fermentées. — Les principales boissons
fermentées sont le vin, le cidre et la bière.

Toutes ces boissons renferment de l'alcool, ce
qui nous donne immédiatement la raison de leur
concours dans la production de la goutte.

Les vins de Porto et de Madère contiennent
jusqu'à 21 p. 100 d'alcool; le sauterne varie de
10 à 15 p. 100; les vins rouges de France de 9 à
12 p. 100; dans le cidre et dans la bière, nous
trouvons de 3 à 9 p. 100 d'alcool.

La bière est peut-être plus nuisible que le vin,
parce que la bière contient de l'alcool et aussi une
assez forte proportion de sels calcaires. Nous
savons que la cause essentielle de la goutte, c'est
l'excès de sels calcaires dans l'économie, la bière

vient donc ajouter deux éléments morbides à l'évolution de la maladie : l'alcool d'une part, les sels phosphatés de l'autre.

Ce qui précède explique l'emploi rationnel de la bière dans la phthisie. En effet, l'alcool détruit les tubercules en voie de formation et les sels calcaires déterminent l'induration et l'innocuité de ceux qui ont acquis un certain développement.

L'Angleterre est le pays où l'on rencontre le plus de goutteux ; c'est aussi celui où l'usage immodéré des boissons alcooliques est le plus répandu, et celui encore où les boissons fermentées sont le plus chargées d'alcool.

Bonne chère. — La nutrition a pour premier et dernier terme : l'*assimilation* et l'*élimination*.

Par l'assimilation, les éléments s'organisent, s'identifient avec nos organes, participent à la vie ; une véritable transformation s'accomplit.

Par l'élimination, les molécules du corps qui ont fait leur temps, et les parties des aliments qui ne peuvent être assimilées, sont rejetées de l'économie. Si l'on prend une quantité d'aliments bien supérieure à celle qui est nécessaire pour réparer nos pertes, si surtout les aliments sont riches en azote (viande noire, gibier, etc.), les sels calcaires se forment alors en proportion trop considérable et la gélatine est insuffisante pour les dissoudre ou les neutraliser.

En parlant du traitement de la goutte, nous indiquerons le régime à suivre et les soins hygiéniques propres à favoriser l'effet de ma médication.

DÉFAUT D'EXERCICE, TRAVAUX INTELLECTUELS, CHAGRINS. — L'exercice est nécessaire à l'activité des organes, la dépense doit toujours être en équilibre avec la recette — on sait que l'esprit agit sur le corps au point de troubler, quelquefois profondément, la fonction des divers organes; c'est là un fait bien connu, surtout en ce qui concerne les fonctions digestives — il n'est pas rare de voir une mauvaise nouvelle déterminer une violente indigestion.

En résumé, tout ce qui trouble la digestion ou qui l'exagère peut déterminer la goutte ou provoquer des accès très-rapprochés les uns des autres.

Le régime joue donc un rôle très-important dans la maladie qui nous occupe; je cite à l'appui le fait suivant : Hippocrate dit que la goutte n'atteint pas les eunuques; Galien fait remarquer dans ses *Commentaires sur les Aphorismes* que les eunuques, exempts de la goutte à l'époque où vivait Hippocrate, en étaient au contraire affectés de son temps, en raison de leur paresse et de leur intempérance.

INTOXICATION SATURNINE. — Le plomb est une cause occasionnelle de la goutte ; — le Dr Garrod est le premier qui ait étudié cette question. Je cite textuellement cet auteur.

« La relation qui existe entre l'intoxication saturnine et la goutte n'avait pas encore été reconnue, que je sache, avant 1854. A cette époque, dans un rapport lu devant la Société médico-chirurgicale de Londres, et publié ensuite dans les *Transactions* de la même Société, je fis ressortir comme un fait curieux qu'une bonne partie, un quart au moins, des goutteux admis à mon service d'hôpital, avaient éprouvé, à une période quelconque de leur existence, des symptômes d'intoxication saturnine, et exerçaient pour la plupart la profession de plombier ou de peintre en bâtiments. Depuis lors je n'ai jamais perdu de vue ce sujet, et de nouvelles observations n'ont fait que confirmer les premiers résultats obtenus. J'ai appris, entre autres particularités, en interrogeant à plusieurs reprises, soit les patrons, soit les ouvriers eux-mêmes, qu'à salaire égal les peintres sont plus fréquemment affectés de la goutte que les ouvriers des autres professions. Et cependant, en dehors de l'influence des émanations saturnines auxquelles ils sont exposés, on ne trouve dans les habitudes de ces hommes rien qui ne puisse expliquer leur aptitude particulière à devenir goutteux.

» A l'hôpital Saint-Barthélemy, le docteur Burrows a pu se convaincre de l'exactitude de ces données, et plusieurs autres médecins ont témoigné dans le même sens que M. Burrows.

» Sur un ensemble de 51 goutteux traités à l'hôpital depuis la publication de mon mémoire dans les *Transactions,* je trouve 16 peintres, plombiers ou autres ouvriers exposés aux émanations plombiques ; encore ce chiffre ne comprendrait pas les individus admis pour être traités d'une affection saturnine, et dont plusieurs avaient eu la goutte. »

Le docteur Garrod constate un fait reconnu vrai aujourd'hui et que j'ai eu souvent l'occasion de remarquer. C'est que le plomb a une influence marquée sur la production de la goutte, mais lorsqu'il s'applique à trouver la cause de ce même fait, la seule qu'il formule, c'est que l'*intoxication saturnine peut déterminer la goutte.*

Cette explication est peu satisfaisante.

.Peut-être serons-nous plus heureux si nous voulons bien nous rappeler *qu'on ne rencontre pas de phthisiques chez les ouvriers qui manient du plomb.* Cette découverte revient de droit au docteur Beau, qui s'est autorisé de cette sorte d'immunité pour combattre la diathèse tuberculeuse par l'empoisonnement saturnin.

D'où vient donc cet antagonisme qui existe entre la goutte et la phthisie, antagonisme poussé si loin qu'on ne rencontre jamais un individu atteint à la fois de la goutte et de la phthisie ?

C'est ce que nous allons examiner.

L'alcool et la bière peuvent déterminer l'éclosion de la goutte.

L'alcool et la bière sont employés dans le traitement de la phthisie.

Le plomb donne la goutte et prévient la phthisie. Pourquoi ?

Parce que les sels de plomb précipitent, détruisent la gélatine des cartilages ou chondrine, et laissent par conséquent des sels phosphatés en

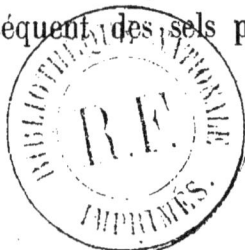

proportion exagérée. — Voilà pour la goutte.

Pour la phthisie, le plomb en détruisant cette même gélatine prévient la formation des tubercules, qui commencent toujours par un dépôt de gélatine dans le parenchyme pulmonaire.

Autre question : si l'urée en excès dans le sang était la cause première de la goutte, les sels de plomb qui ont la propriété de précipiter l'urée, ne devraient pas donner la goutte, mais bien la prévenir.

L'urée est très-soluble dans l'alcool, alors l'alcool devrait prévenir la goutte au lieu de la donner.

Donc l'urée n'est pas la cause initiale de la goutte, donc cette cause première, c'est le manque de gélatine dans l'économie.

REFROIDISSEMENT. — Les refroidissements de la peau diminuent ou suspendent la transpiration. Cet arrêt de la transpiration détermine presque toujours des maladies graves. Sous l'influence du froid, les vaisseaux capillaires se contractent, le sang reflue vers les organes internes, et des inflammations peuvent alors se produire sur tous les points du corps.

D'après quelques auteurs modernes, le docteur Scelles de Montdésert entre autres, la sueur est chargée d'éliminer l'acide urique et l'acide sudorique ; mais le seul défaut de cette théorie, c'est que la sueur ne renferme ni acide urique ni acide sudorique ni sels correspondants (Favre).

Ainsi donc, lorsque la sueur est supprimée sur une partie de la surface cutanée, l'acide urique ne se trouve nullement en excès dans le sang, où, il faut le répéter, on ne l'a jamais rencontré.

Le froid, le froid humide surtout, détermine le rnumatisme et la goutte, en produisant une phlegmasie qui peut se porter aussi bien sur les muscles que sur les articulations.

En parlant des tophus, nous verrons quel est le rôle de cette phlegmasie.

Les refroidissements n'arrivent à produire la goutte que chez les personnes qui ont des prédispositions à contracter cette maladie. Lorsqu'un régiment se trouve exposé, pendant longtemps, au froid et à l'humidité, l'affection goutteuse ou rhumatismale n'atteint, ou plutôt ne se développe que chez le petit nombre.

FATIGUES MUSCULAIRES. AGENTS TRAUMATIQUES. Une grande fatigue physique, une marche forcée par exemple, est quelquefois suivie d'un accès; on peut en dire autant d'une chute, d'un coup violent ou de toute autre cause traumatique.

Une lésion produite en un point du corps agit plutôt en déterminant le siége de la maladie qu'en provoquant l'affection goutteuse. C'est ainsi que les articulations du cou-de-pied ou du genou, lorsqu'elles sont le siége d'une altération quelconque, peuvent être affectées par la goutte en premier lieu, avant même qu'elle se soit manifestée dans l'un des gros orteils. Ici encore, nous devons tenir compte de la prédisposition, puisqu'on peut éprouver des fatigues inouïes et éprouver des commotions terribles, sans qu'il en résulte la goutte.

PRÉDISPOSITION. — On entend par prédisposition l'aptitude, la facilité que possèdent certaines personnes à contracter une maladie, alors que d'autres personnes n'en sont pas atteintes, quoique placées identiquement dans les mêmes conditions.

Ce que nous appelons prédisposition, c'est la cause primordiale de la maladie à l'état latent,

c'est la diathèse, en un mot, c'est la maladie
n'attendant qu'une occasion de manifester ses
effets.

Pour la goutte, la prédisposition c'est l'excès
de sels calcaires dans le sang et par conséquent le
défaut de gélatine; aussi, lorsqu'une des causes
occasionnelles, que nous venons d'énumérer, se
présente, les symptômes arthritiques apparaissent
rapidement.

III

SYMPTOMES

Les symptômes de la goutte doivent être étudiés dans la forme aiguë et dans la forme chronique.

SYMPTÔMES DE LA GOUTTE AIGUE. — Une personne offrant toutes les apparences de la santé, et se trouvant dans un état de bien-être inaccoutumé, se met au lit; après quelques heures de sommeil, elle se réveille subitement entre une heure et cinq heures du matin, en proie à une douleur plus ou moins vive, située dans l'un des gros orteils; — elle éprouve un léger frisson.

La douleur augmente progressivement dans le gros orteil; elle est accompagnée d'une sensation de battements, de tension, de roideur et de brûlure.

A ces phénomènes succèdent de la fièvre et de l'agitation.

Au bout de quelques heures, ces accidents diminuent et le malade s'endort; c'est alors que survient une douce transpiration.

Le matin, au jour, on trouve le gros orteil tuméfié; la peau en cet endroit est d'un rouge foncé, légèrement violacé, luisante et tendue. L'articulation métatarsienne est très-sensible au toucher; les veines qui partent de la partie enflammée sont gonflées et acquièrent, par suite, une nuance légèrement livide.

Lorsque l'accès est arrivé à son summum d'intensité, la partie affectée est tellement douloureuse que le malade supporte difficilement le poids de ses draps, et même l'ébranlement communiqué au parquet quand on marche dans sa chambre.

En général, la douleur s'amende au bout de quelques heures, mais il y a des exceptions; si l'attaque est très-violente, les symptômes que nous venons de décrire persistent jusqu'au soir, mais moins intenses.

La deuxième nuit se passe comme la première, au milieu d'angoisses et de souffrances qui ne s'éteignent qu'à la pointe du jour.

Le malade peut souffrir ainsi pendant plusieurs jours et quelquefois pendant plusieurs semaines.

Nous parlons ici d'un accès de goutte contre lequel aucun traitement ne serait dirigé.

Au moment de la fièvre, de même que dans toutes les affections fébriles, l'urine est rare et très-foncée ; quelquefois elle est claire au moment de l'émission, mais en se refroidissant elle laisse déposer sur les parois du vase un sédiment rouge-brique et toujours on remarque au fond du vase une certaine quantité de gélatine prise en masse comme de la gelée.

L'appétit est variable au moment des crises ; la soif est proportionnée au degré de l'inflammation.

Constipation fréquente, crampes dans les mollets, grincements de dents, sont autant de symptômes qui se produisent dans la goutte aiguë.

Lors de la première attaque, ou pour mieux dire, quand la série d'attaques qui constituent un accès de goutte aiguë est sur le point de se terminer, la partie enflammée devient moins tendue et moins gonflée ; la pression du doigt laisse sa trace ; la rougeur tend à diminuer et les veines sont moins apparentes.

Au bout de quelques jours, la peau qui avait été enflammée devient alors le siége de démangeaisons assez intenses et l'épiderme se détache sous forme de petites écailles. L'articulation est encore assez douloureuse.

L'inflammation ne se borne pas toujours à un seul orteil ; très-souvent elle se porte brusquement sur le gros orteil de l'autre pied.

La description que nous venons de faire reproduit le type de la goutte aiguë ou sthénique, mais on voit souvent, et surtout chez les femmes, l'absence d'une partie des symptômes que nous venons d'énumérer. La goutte alors est dite asthénique. Il peut y avoir de la sensibilité dans le gros orteil sans qu'elle soit accompagnée de chaleur, de rougeur et de gonflement ; la fièvre aussi peut manquer complétement.

C'est une simple question de degré. C'est peut-être l'argument le plus sérieux à opposer aux médecins qui établissent une différence marquée entre la goutte et le rhumatisme.

L'accès de goutte ne se manifeste pas toujours aussi brutalement ; les malades accusent bien souvent des phénomènes prodromiques, et en particulier diverses sensations pénibles qui ont trait surtout à l'appareil digestif, telles sont : la chaleur à l'épigastre, des renvois acides, la flatulence, l'assoupissement après le repos, le hoquet, l'oppression.

L'urine est quelquefois abondante et incolore, d'autres fois elle est rare et fortement teintée, mais toujours chargée de gélatine.

Suivant Bertholet, l'urine des goutteux contiendrait toujours avant la crise une quantité moindre de phosphate de chaux que celle de la moyenne des hommes.

POURQUOI LA GOUTTE DÉBUTE-T-ELLE PAR LE GROS ORTEIL ?

— Jusqu'ici nous n'avons parlé que du gros orteil comme siége ordinaire des douleurs arthritiques ; serait-ce un caractère essentiel de cette maladie, comme on le croit généralement ? C'est ce que nous allons élucider.

On peut être goutteux sans que le gros orteil soit atteint : toutes les articulations sans en excepter une seule, les cartilages des oreilles, des paupières, etc., peuvent être le siége de douleurs goutteuses ou de concrétions tophacées, mais je reconnais que la maladie débute plus souvent par les extrémités des membres que par les grosses articulations.

Je partage l'avis de Van Swieten, le commentateur de Boerhaave : il dit qu'on peut s'expliquer pourquoi la goutte débute en général par le gros orteil, si l'on tient compte de la difficulté qu'éprouvent les liquides à traverser cet organe. Les pieds sont chargés de soutenir le poids du corps entier, ils subissent ainsi une très-forte pression. De plus, ils se trouvent à une grande distance du cœur, et ils sont exposés à l'action du froid et de l'humidité; enfin le sang qui leur est amené par des artères doit vaincre l'action de la pesanteur lorsqu'il retourne au cœur par les veines.

Il faut ajouter encore que les pieds sont fréquemment blessés dans la marche, le saut, les chutes, etc.

Le gros orteil est la portion du pied qui est la plus exposée aux chocs, aux pressions, celle qui éprouve le plus de fatigue dans la marche. Après le gros orteil, vient l'articulation tibio-tarsienne, aussi est-elle très-souvent attaquée au début d'un accès.

Ce qui prouve que la douleur dans le gros orteil n'est pas un caractère particulier de la goutte, c'est qu'on rencontre des lésions bien manifestes de la jointure du gros orteil chez un grand nombre d'individus qui n'avaient jamais eu la goutte.

Le docteur Garrod a trouvé ces lésions chez presque tous les sujets dont il a fait l'autopsie et qui pendant leur existence n'avaient jamais été affectés de la goutte.

Donc, le siége de la douleur dans le gros orteil n'est pas un caractère distinctif de la goutte.

SYMPTÔMES DE LA GOUTTE CHRONIQUE. — Cette forme de la goutte ne cause pas des douleurs aussi violentes que dans l'état aigu. Si elle se prolonge, elle porte le trouble dans les organes, les attaques ne sont pas régulières, mais elles sont plus fréquentes et plus tolérables. C'est ordinairement pendant cette période que les concrétions tophacées se montrent aux articulations.

CONCRÉTIONS TOPHACÉES. — Scudamore considérait les concrétions tophacées comme propres à la goutte, mais elles sont si rares, qu'il lui semblait impossible d'en faire une cause de la maladie. Sur 500 cas de goutte, ce célèbre médecin n'avait rencontré les tophus que 45 fois, et plusieurs de ces cas ne s'étaient produits qu'au bout de longues années.

Ce caractère du tophus est assez inconstant, d'autre part on rencontre des altérations sur les surfaces articulaires de gens qui n'avaient jamais eu la goutte, donc ce n'est pas un symptôme essentiel.

ANALYSE DES CONCRÉTIONS TOPHACÉES. — Laugier et Lehmann ont trouvé les concrétions tophacées formées d'urate de soude et de chaux. M. Barruel fils a fait l'analyse de tophus trouvés par M. Cruveilhier sur un goutteux, il a reconnu qu'ils étaient formés par un mélange d'urate de soude et de phosphate de chaux.

COMMENT ET POURQUOI LES CONCRÉTIONS TOPHACÉES SE FORMENT-ELLES? — Sous l'influence des causes que nous venons d'énumérer, la douleur arthritique se porte de préférence sur les jointures qui, préalablement, ont été le siége d'une lésion quelconque. Cette douleur est déterminée par l'inflammation ; la turgescence résulte de l'afflux sanguin, et, de même que dans toutes les inflammations de l'économie, il y a production de tissus nouveaux, de tissus morbides, si je puis me servir de cette expression, et comme dernier terme, adhérences de ces tissus morbides aux tissus normaux.

Les mouvements des articulations sont donc gênés et même suspendus, c'est alors que les sels qui se trouvaient en excès dans le sang viennent se déposer sur ces mêmes surfaces articulaires et les encroûter.

Ces concrétions sont des urates de soude, des urates de chaux et du phosphate de chaux.

Pourquoi ces sels sont-ils en excès dans le sang ?

C'est parce que chez tous les goutteux qui sont atteints du tophus, *le rein est malade et dans l'impossibilité d'éliminer convenablement les urates et les phosphates qui sont en dissolution dans le sang.*

Ces sels se déposent alors sur les articulations malades, comme les urates de l'urine se déposent sur un corps étranger et le revêtent d'une concrétion pierreuse dans la vessie.

Les urates sont des produits de désassimilation, voilà pourquoi, même en excès dans le sang, ils se déposent, mais ne s'assimilent jamais.

Les dépôts d'urate de soude ne sont que des effets et non des causes de la goutte, puisque l'inflammation précède toujours l'apparition du tophus et qu'on rencontre 191 goutteux sur 100 chez qui ces tophus n'existent pas.

En disant que la goutte est due à l'excès d'urate

ou d'urée dans le sang, tous les médecins qui sou-
tiennent cette thèse ont fait fausse route lorsqu'ils
ont voulu guérir cette affreuse maladie. Partis
d'un principe erroné, leur traitement ne s'adres-
sait qu'aux effets sans détruire la cause essentielle.

IV

TRAITEMENT

Avant de parler de mon traitement, je crois qu'il est nécessaire de passer en revue les principales médications qui ont été dirigées contre la goutte ; nous verrons, comme je l'ai déjà dit, qu'elles sont toutes empiriques ou dangereuses, qu'elles combattent les symptômes sans détruire la cause, et que depuis cinq cents ans ces armes sont toujours les mêmes et toujours impuissantes.

Chez les anciens, depuis Hippocrate jusqu'à Paul d'Egine ; chez les modernes, depuis Cullen, Scudamore, Sydenham, jusqu'à nos jours, le traitement de la goutte a toujours eu pour base : les saignées, les purgatifs et le colchique.

Examinons la valeur de ces moyens et de quelques autres qui n'ont pas donné de plus heureux résultats.

SAIGNÉES. — Les émissions sanguines (saignées, sangsues) ont pour but de combattre la pléthore générale ou locale. D'après Sydenham, la saignée ne guérit pas la goutte, mais il est des cas où elle peut être employée avec avantage sous réserve de certaines restrictions. Hamilton, Rush et Huxham partageaint cette manière de voir.

Tous les auteurs reconnaissent l'inefficacité et l'inconvénient des sangsues. Ce n'est pas difficile à comprendre, puisque l'affection locale n'est qu'une manifestation, un effet produit par une cause morbide générale : l'excès de sels calcaires, l'insuffisance de gélatine dans le sang.

J'emploie la saignée lorsqu'elle est indiquée, c'est-à-dire lorsque je constate une *récurrence du pouls* nettement accusée. Ce signe trop négligé par le plus grand nombre des médecins est cependant très-important , puisqu'il peut seul déterminer dans un grand nombre de maladies l'opportunité des émissions sanguines.

PURGATIFS. — Sydenham, Mead et Boerhaave condamnent sans réserve l'emploi des purgatifs dans le traitement de la goutte ; Sutton, Hoffmann et Scudamore au contraire les préconisent hautement.

Je pense que les purgatifs doivent être employés lorsque dans le cas de goutte aiguë il existe de la constipation, de l'embarras gastrique ou de la congestion hépatique, mais il ne faut pas abuser de ce moyen comme on le fait presque toujours ; il débilite et n'offre aucune compensation.

Le purgatif que je préfère, et que les malades prennent sans dégoût, c'est la *liqueur purgative* du docteur Servaux.

Pour obtenir une purgation, il faut prendre, le matin à jeun, une ou deux cuillerées à bouche de cette liqueur dans une tasse de thé. La dose laxative est d'une à deux cuillerées à café.

COLCHIQUE. — Les médecins grecs et arabes employaient le colchique dans le traitement de la goutte. Il y a 585 ans que cette substance a été indiquée pour la première fois par Alexandre de Tralles, depuis elle a été employée par Paul d'Égine, Avicennes, Mésué et Sérapion. A cette époque le colchique était désigné sous le nom d'*hermodacte* (doigt d'Hermès ou de Mercure). En parlant de l'hermodacte ou colchique, Paul d'Égine (1) s'exprime ainsi : « Il est des mé-

(1) *Pauli Æginetæ opera*, lib. III, p. 426.

decins qui dans les attaques de toute maladie
articulaire, ont recours à l'hermodacte à titre
d'agent purgatif ; mais il y a lieu de remarquer
que l'hermodacte agit sur l'estomac d'une manière fâcheuse, produisant des nausées et de
l'anorexie ».

Ce n'est qu'à partir du siècle dernier qu'on a
commencé à employer le *colchique d'automne* ou
safran des prés. Les bulbes et les semences sont
les parties de la plante qu'on emploie le plus ordinairement ; elles sont âcres et très-amères.

Au point de vue physiologique, le colchique est
un poison très-violent ; il déprime le système nerveux avec une rapidité extraordinaire.

Lorsqu'on injecte une décoction de colchique
dans les veines d'un chien, tous les mouvements
volontaires sont anéantis ; la respiration et la circulation sont considérablement diminuées. Des
vomissements et des selles bilieuses se produisent ;
quelques heures après, le pouls se relève, il devient
fréquent et irrégulier, la respiration s'embarrasse
et la mort a lieu sans convulsions.

A l'autopsie, on trouve les muqueuses de
l'estomac et de l'intestin rouges et enflam-
mées.

Les exemples d'empoisonnement par le colchique sont très-fréquents chez l'homme (1).

RÔLE PATHOLOGIQUE DU COLCHIQUE. — Pour le plus grand nombre des médecins, le colchique n'agit, dans la goutte, qu'en raison de ses propriétés purgatives.

Voici l'opposition qu'on peut faire à cette manière de voir, c'est que des purgations beaucoup plus fortes que le colchique ne produisent pas le même soulagement.

L'action contro-stimulante du colchique n'est pas mieux justifiée, puisque le calomel et l'émétique à haute dose possèdent des propriétés calmantes beaucoup plus prononcées sur le cœur et les vaisseaux sanguins, sans cependant produire des effets sédatifs.

On a dit aussi que le colchique était diurétique et qu'il avait la propriété de faciliter l'élimination de l'urée et des urates en excès dans le sang.

Cette opinion est complétement erronée : le docteur Garrod a donné le tableau d'un très-grand nombre d'observations où le colchique, loin de

(1) Bouchardat, *Annuaire de thérapeutique*, p. 145.

faciliter l'élimination de l'urée par les urines, semblerait au contraire l'entraver dans la plupart des cas; ce qui prouve une fois encore que l'urée en excès dans le sang n'est pas la cause de la goutte.

Le colchique, pour le docteur Petit, rend les accès plus fréquents et prolonge leur durée. Le docteur Godd dit, dans ses Leçons cliniques, que le colchique abrége, il est vrai, la durée des accès, mais qu'il a pour effet de diminuer les intervalles qui les séparent.

Les pilules de Lartigues, le vin d'Anduran, etc., sont des préparations à base de colchique. Si ces médicaments sont employés sans de grandes précautions, ils peuvent provoquer non-seulement des nausées, des vomissements et une prostration extrême, mais encore dans certains cas, une diarrhée d'une nature particulière et des plus rebelles.

Lorsqu'une grande prostration s'est manifestée sous l'influence du colchique, la goutte, qui avait été supprimée un moment, reparaît avec beaucoup plus d'intensité.

En résumé, le colchique est un médicament empirique, dangereux, qu'on doit bannir de la

thérapeutique. J'en dirai autant de l'ellébore blanc
et de la vératrine.

DIURÉTIQUES ET SUDORIFIQUES. — Dans la pensée
que la goutte résultait d'un excès d'acide urique
ou d'urée dans le sang, tous les médecins ont dû
chercher tous les moyens d'éliminer ces substances;
aussi ont-ils employé les diurétiques et les diapho-
rétiques à très-haute dose. Le seul résultat obtenu
a été de surmener les fonctions rénales et de déterminer un grand épuisement sans amélioration bien
sensible dans l'état du malade.

Il ne faut pas oublier qu'on n'a jamais trouvé
d'acide urique dans la sueur.

NARCOTIQUES. — Les narcotiques semblent indiqués dans toutes les maladies où l'élément douleur
domine. L'opium calme les douleurs arthritiques,
c'est un fait incontestable, mais, ce qui l'est éga-
lement, ce sont les conséquences fâcheuses qui
résultent de l'emploi de ce médicament. Pour
Cullen « les opiacés procurent très-certainement
un adoucissement à la douleur; mais, lorsqu'ils
sont donnés au commencement des accès, ils
font revenir ceux-ci avec plus de violence ».

Sydenham l'employait aussi avec une grande réserve.

Mon avis est qu'il faut rejeter l'administration des narcotiques, parce qu'ils diminuent l'activité des sécrétions et peuvent occasionner des accidents cérébraux.

Même observation pour la belladone, la jus-quiame, l'aconit, le chloroforme, etc.

Pendant l'acuité des accès, j'emploie avec le plus grand succès un topique calmant dont nous parlerons plus loin.

VÉSICATOIRES. — Les vésicatoires soulagent rarement, et, ce qu'il y a à craindre, c'est le développement d'ulcères dont la cicatrisation est toujours longue et difficile.

IODURE DE POTASSIUM. — J'ai employé l'iodure de potassium dans le traitement de la goutte, j'en ai retiré d'excellents effets ; mais, je dois le con-fesser, les suites de son administration n'ont pas répondu à mon attente. L'iodure de potassium éteint rapidement la douleur et l'inflammation, mais son usage prolongé altère surtout les fonc-tions digestives.

Eaux minérales. — Les eaux minérales, dont on abuse aujourd'hui, surtout dans le traitement de la goutte, agissent par les sels qui entrent dans leur composition, ou par la haute température qu'elles possèdent.

Parmi les eaux qui sont le plus en réputation et qui agissent par leurs sels, nous trouvons : Vichy, Néris, Aix-la-Chapelle, Wiesbaden et Carlsbad. Les sources qui agissent par leur chaleur élevée sont : Tœplitz, Gastein et Buxton.

Eaux minérales de Vichy. — Si j'accorde un certain développement à l'étude des eaux minérales de Vichy, c'est parce qu'elles sont très-actives, et que leur usage, mal dirigé, peut entraîner les plus fâcheuses conséquences.

Les eaux de Vichy doivent leurs propriétés au bicarbonate de soude; elles en contiennent environ 5 grammes par litre. Ces eaux alcalinisent rapidement le sang, mais si l'on prolonge longtemps leur emploi, on arrive à produire une sorte de décomposition du liquide nourricier.

MM. Trousseau et Pidoux (1) insistent sur les

(1) *Traité de thérapeutique.*

effets fâcheux qui peuvent résulter de l'abus des eaux de Vichy et de Carlsbad.

Le docteur Petit, l'ancien médecin-inspecteur des eaux de Vichy, prétendait que sous l'influence des eaux minérales alcalines l'acide urique est neutralisé, transformé en urate de soude et rendu soluble sous cette forme ; mais c'est évidemment une erreur, car j'ai démontré que l'acide urique n'existe jamais dans le sang autrement que sous la forme d'urate de soude.

Dans la partie chimique de ce travail, en parlant de l'urate de soude, j'ai dit que l'urate de soude est précipité par les bicarbonates alcalins et que ce même précipité est dissous par un excès de ce bicarbonate alcalin.

Ce qui revient à dire que le bicarbonate de soude peut décomposer l'urate de soude, mais que ce même urate de soude se reforme si le bicarbonate de soude est en excès.

On sait qu'un excès de soude dans l'organisme a pour effet de modifier les fonctions du foie et de les rétablir lorsqu'elles sont altérées ; on s'explique le fait lorsqu'on se rappelle que la bile est, pour ainsi dire, un sel de soude. Les deux acides organiques qu'elle contient sont : le glycocholique et

le taurocholique, unis à la soude. Les fonctions
du foie sont presque toujours troublées dans la
goutte. En ramenant ces fonctions au type normal, on doit nécessairement améliorer les symptômes goutteux.

De même que toutes les eaux alcalines, l'eau de
Vichy dilue le sang, le rend moins plastique et
lui donne de l'alcalinité; les urines deviennent
alcalines aussi sous l'influence de leur administration; quant aux bains, ils produisent une légère
rougeur de la peau, mais le phénomène constant
c'est l'absorption du carbonate de soude par la
surface cutanée.

Les docteur Petit et Durand-Fardel (1) reconnaissent que l'eau de Vichy est souvent utile aux
goutteux, mais qu'elle ne les guérit pas; que leur
administration doit être entourée des plus grandes
précautions. On a constaté plusieurs cas de mort
subite peu de temps après l'usage des eaux de
Vichy, chez des goutteux qui étaient atteints
d'une affection organique.

En résumé, les eaux de Vichy ne guérissent pas
la goutte, et l'amélioration que les malades peu-

(1) Durand-Fardel, *Lettres sur le traitement de la goutte.*

vent en retirer n'est pas compensée par les dangers auxquels ils s'exposent en suivant le traitement sans la plus grande circonspection.

EAUX MINÉRALES DE NÉRIS. — Les eaux de Néris, près Montluçon (Allier), sont très-estimées dans le traitement de la goutte et du rhumatisme ; elles rendent des services signalés et pourtant elles sont bien pauvres en principes minéralisateurs, puisque le bicarbonate de soude n'entre dans leur composition que pour 37 centigrammes par litre, tandis que Vichy en contient 5 grammes.

Les eaux de Néris ne doivent donc pas leurs propriétés au bicarbonate de soude, mais bien à l'espèce de gélatine qu'elles contiennent en forte proportion (1).

Dans les eaux de Néris cette gélatine est produite par des conferves (*Uva thermalis*) qui se développent dans les bassins, mais depuis qu'on a eu la malheureuse idée de les détruire en nettoyant les réservoirs, ces eaux ont perdu une grande partie de leur action (2).

(1) De Laurès, médecin-inspecteur, *Études sur les Conferves de Néris.*

(2) Constantin James, *Guide aux Eaux minérales,* p. 118.

Les eaux de Néris sont peu employées en boisson.

EAUX MINÉRALES DE SAINTE-MARGUERITE. — Aux eaux de Vichy et de Néris, je préfère les eaux de Sainte-Marguerite comme adjuvant dans le traitement de la goutte.

Ces eaux se trouvent sur la ligne du chemin de fer de Paris à Nîmes, à 30 minutes de Clermont-Ferrand (Puy-de-Dôme), à 10 minutes de la station de Vic-le-Comte.

Ce petit établissement thermal est situé sur les bords de l'Allier, dans une vallée ravissante. Ses eaux sont peu connues, parce que le luxe et les plaisirs bruyants n'ont pas encore fait leur apparition dans cette paisible contrée.

Ces eaux sont peu fréquentées par les personnes étrangères au département, c'est un devoir de les signaler à l'attention des malades et des médecins. Elles renferment autant de bicarbonate de soude que les eaux de Vichy, et de plus elles contiennent des conferves comme celles de Néris (1).

_____

(1) Le dépôt des eaux de Sainte-Marguerite est, à Paris, à la pharmacie du Château-d'Eau ; on peut aussi se les procurer en adressant sa demande à M. Mandement, directeur-propriétaire des eaux de Sainte-Marguerite, par Vic-le-Comte, Puy-de-Dôme.

Leur température n'est pas très-élevée, cependant elles déterminent la *poussée à la peau* plus énergiquement que toutes les eaux de France.

Elles se prennent en bains et en boisson, et se conservent longtemps en bouteille sans s'altérer.

Je ne dirai rien d'une foule de médicaments qui sont encore employés dans le traitement de la goutte; les signaler, c'est les proscrire; je veux parler du mercure, du soufre, de la strychnine, de la coloquinte, de l'iode et d'une foule de remèdes, secrets il est vrai, mais inutiles ou dangereux.

TRAITEMENT DE L'AUTEUR

Le traitement de la goutte implique l'étude de deux indications principales.

1° Combattre la cause essentielle;

2° Attaquer les symptômes et réparer les désordres commis par l'affection.

En recherchant les causes de la goutte, j'ai démontré clairement que la pathogénie de cet état morbide reposait entièrement sur l'insuffisance de la gélatine dans l'économie. Cette idée théorique à priori est devenue pour moi une certitude incontestable, puisque je guéris rapidement la goutte en administrant de la gélatine.

Les succès remarquables que j'ai obtenus me font un devoir de répandre cette nouvelle médication qui, j'en suis certain, sera accueillie avec empressement par les malades et par les médecins

intelligents. On l'emploiera de part et d'autre avec
d'autant plus de sécurité qu'elle ne présente
aucun danger et qu'elle n'est jamais contre-indi-
quée quel que soit l'état du malade.

La cause et les effets de la goutte cèdent rapidement, si l'on fait usage de la *solution gélatineuse*
et du *topique calmant*. Je vais indiquer la composition et les effets de ces deux préparations phar-
maceutiques.

Solution gélatineuse. — J'ai donné le nom
de solution gélatineuse au liquide dont voici la
formule (1) :

> Solution d'ichthyocolle en lyre,
> Proto-carbonate de lithine,
> Bromure de potassium,
> Gaïac.

Examinons les propriétés de ces diverses substances :

ICHTHYOCOLLE. — J'emploie l'ichthyocolle en
lyre de Russie, parce que de toutes les préparations de gélatine c'est la plus pure ; les autres

---

(1) Je n'indique pas les doses, dans la crainte de voir surgir une
foule de produits similaires ou de contrefaçons grossières, comme
on l'a fait, et comme on le fait encore, pour mon traitement de la
phthisie pulmonaire.

Tout médicament que je préconise, qui ne portera pas l'étiquette ont une odeur et une saveur désagréables, et contiennent une notable proportion de phosphate de chaux.

La gélatine est assimilable; les travaux de Darcet, d'Edwards de Balzac (1), de Leroux, Pelletan, Duménil, Dubois et Vauquelin, ne laissent aucun doute à cet égard.

PROTOCARBONATE DE LITHINE. — La lithine est l'oxyde d'un métal peu connu, le lithium. La lithine et ses carbonates possèdent des propriétés neutralisantes bien supérieures à celles des autres bases alcalines.

Le protocarbonate de lithine dissout les urates beaucoup mieux et plus rapidement que les carbonates de soude ou de potasse.

Je cite à l'appui l'expérience faite par M. Garrod :

« Dans le but de montrer combien le carbonate

de la pharmacie du Château-d'Eau, devra être refusé par les malades et par les médecins.

La pharmacie du Château-d'Eau est située à Paris, 76, rue du Château-d'Eau ; elle est sous la direction du docteur Servaux, pharmacien de 1re classe, ex-interne des hôpitaux de Paris. — Ce pharmacien est le seul à qui j'ai confié la préparation des médicaments indiqués dans cette brochure et de ceux que j'emploie dans le traitement de la phthisie pulmonaire et de la bronchite chronique.

(1) *Journal des connaissances utiles*, 1838,

de lithine est plus propre que le carbonate de soude
ou de potasse à débarrasser des dépôts d'urate de
soude un cartilage provenant d'un sujet goutteux,
je fis l'expérience suivante :

» On prépara des solutions de sels de lithine, de
potasse et de soude, avec 6 centigrammes de
chaque sel et 30 grammes d'eau.

» Je plaçai dans ces solutions de petits fragments
de cartilage infiltrés d'urate de soude, et je les y
laissai pendant quarante-huit heures. Au bout de ce
temps, le cartilage qui se trouvait dans la solution
de lithine était revenu à l'état normal ; celui qu'on
avait soumis à l'action de la potasse présentait
beaucoup moins d'urate de soude, mais celui qui
avait été placé dans la solution de carbonate de
soude ne paraissait pas avoir éprouvé de change-
ment. »

Le même auteur ajoute : « Quoique un grand
nombre de nos malades aient pris pendant longtemps des sels de lithine, je puis dire que jamais
je n'ai eu à constater aucun effet fâcheux. »

Bromure de potassium. — On s'étonnera sans
doute de voir figurer ici le bromure de potassium,
lorsque je rejette l'iodure du même métal. Voici

l'explication de cette contradiction apparente : le bromure possède les avantages de l'iodure, sans en avoir les inconvénients.

Avec le bromure de potassium, on obtient la sédation du système nerveux bien plus sûrement qu'avec l'iodure ; il stimule les sécrétions au lieu de les anéantir, et son usage prolongé n'altère en rien l'appareil digestif.

Gaïac. — Le gaïac exerce sur les tissus fibreux une action bien connue ; il active les sécrétions et la circulation du sang. Dans les affections rhumatismales ses effets sont remarquables. Son goût amer l'a fait négliger. C'est une faute qu'il est utile de réparer.

Mode d'emploi de la solution gélatineuse. — Pour obtenir une guérison réelle de la goutte il faut faire usage de cette solution gélatineuse pendant six mois au moins.

Au moment des accès, en prendre de trois à six cuillerées à bouche dans les vingt-quatre heures. Une fois l'accès passé, n'employer qu'une cuillerée à café le matin, et une autre le soir, une heure environ avant les repas.

La solution gélatineuse doit être prise dans un demi-verre d'eau sucrée ou dans une petite tasse de décoction sucrée de feuilles d'oranger et mieux de feuilles de frêne mâle (30 grammes de feuilles pour un demi-litre d'eau); le goût de cette solution est très-agréable, elle ne purge pas, et ses effets ne se traduisent que par une amélioration rapide des accidents.

Au début d'un accès, lorsqu'on fait usage de l solution gélatineuse, les douleurs s'effacent rapidement, et il est très-rare qu'une nouvelle attaque se représente si l'on suit exactement mes prescriptions.

La solution gélatineuse combat non-seulement la cause essentielle de la goutte, mais encore les symptômes qui sont la conséquence de cette maladie.

TOPIQUE CALMANT. — Le topique calmant a pour but de faire cesser la douleur et de dissoudre les concrétions tophacées.

Voici sa composition :

Dissolution concentrée de carbonate de lithine,
Bromure de potassium,
Benzoate de soude.

MODE D'EMPLOI DU TOPIQUE CALMANT. — Au moment d'un accès, appliquer à l'aide du pinceau, une couche du topique calmant sur l'articulation douloureuse.

Si la douleur n'est pas modifiée par cette première application, il faut la renouveler six fois, de cinq minutes en cinq minutes, et au besoin placer à demeure une compresse qu'on arrosera de temps à autre avec le topique pour qu'elle soit toujours imbibée.

Dans l'état chronique, ou après l'accès, faire un badigeonnage deux fois par jour, pour prévenir le retour des attaques et surtout pour faire disparaître les concrétions tophacées.

L'usage de ce topique n'offre aucun danger; il ne détermine pas de sensation désagréable et ne tache pas la peau. Depuis nombre d'années que je l'emploie, je n'ai jamais constaté de répercussion, et la sédation est plus prompte et plus complète qu'avec les moyens connus.

En suivant la médication que je viens d'indiquer, on obtient des résultats remarquables, et il est bien rare qu'on ait à craindre le retour de nouveaux accès. Dans la goutte, le retour des attaques, malgré l'avis de certains auteurs, n'est pas plus à souhaiter que dans l'épilepsie.

Il faut donc, non-seulement diminuer l'intensité d'un accès, il faut surtout le prévenir en guérissant le malade.

RÉGIME ET HYGIÈNE

Pour prévenir la goutte, ou pour éviter le retour des accès, il faut observer strictement les règles hygiéniques que je vais énumérer.

1° User de tout et n'abuser de rien.

2° Apporter une grande régularité dans les heures des repas.

3° S'abstenir des mets qu'on digère difficilement.

4° Couper son vin avec de l'eau de Sainte-Marguerite.

5° Ne pas abuser des viandes très-nourrissantes, (mouton, filet de bœuf, gibier, etc.), parce qu'elles

fournissent trop de sels calcaires à l'économie et
que la gélatine se trouve alors en proportion insuffisante.

6° Ne pas se livrer à l'abus des boissons alcooliques et fermentées.

7° Se lever de table sans que l'appétit soit
complétement satisfait.

8° Ne pas dormir dans le courant de la jour-
née.

9° Ne se coucher que trois heures au moins
après le repas du soir.

10° Ne pas faire usage d'eaux calcaires, ni de
celles qui séjournent dans des réservoirs de
plomb.

11° Prendre de l'exercice tous les jours, mais
éviter la fatigue.

12° Porter de la flanelle sur la peau, en toutes
saisons.

13° Éviter les refroidissements brusques, surtout
le froid aux pieds.

14° Coucher dans une chambre spacieuse bien
aérée, qui ne soit pas humide ni située au rez-de-
chaussée.

15° Prendre de temps à autre un bain gélati-
neux (gélatine pour bain, 300 grammes).

16° Beaucoup de régularité dans toutes les
fonctions soumises à la volonté.

GUÉRISON DU RHUMATISME

Si j'ai séparé l'étude de la goutte de celle du rhumatisme, c'est pour appeler plus spécialement l'attention de mes lecteurs sur l'énoncé suivant :

La goutte, le rhumatisme goutteux, le rhumatisme articulaire, le rhumatisme musculaire à l'état aigu ou à l'état chronique, ne sont qu'une seule et même maladie.

Les manifestations sont identiques, le siége de l'affection constitue seul les distinctions établies.

Cette manière d'envisager la goutte et le rhumatisme se trouve consignée dans les ouvrages des docteurs Chomel, Requin, Pidoux, Grisolle (1).

(1) Grisolle, *Traité de pathologie*, t. II, p. 879.

Une seule page de ce regretté professeur aura plus de poids que ce que je pourrais dire pour démontrer la justesse de mon assertion. Développer cette thèse outre mesure serait s'exposer à des redites inutiles.

Y A-T-IL UNE DIFFÉRENCE ENTRE LE RHUMATISME ET LA GOUTTE ?

« Presque tous les auteurs, si l'on excepte M. Chomel, distinguent le rhumatisme de la goutte et comprennent sous cette dernière dénomination une maladie caractérisée par la douleur, le gonflement, la rougeur des petites articulations, occupant presque toujours dans le principe la première jointure du gros orteil, mobiles dans ses attaques subséquentes, pouvant s'étendre aux grandes articulations, et donner lieu secondairement à des troubles variés, surtout du côté des fonctions digestives.

» La goutte se distinguerait du rhumatisme :

» 1° Parce qu'elle attaquerait primitivement les petites articulations, surtout l'articulation du gros orteil ; ces parties sont alors très-tuméfiées, rouges et douloureuses ;

» 2° Parce que les symptômes se montreraient

sous formes de paroxysmes assez réguliers ou de sortes d'accès au nombre de trois ou quatre, ce qui constituerait une attaque de goutte ayant une durée moyenne de deux septénaires ;

» 3° Parce que les urines contiendraient une grande quantité d'acide urique ;

» 4° Parce que la goutte s'accompagnerait, plus fréquemment que le rhumatisme, de symptômes gastriques.

» 5° Parce qu'elle coexisterait souvent avec la gravelle ;

» 6° Parce qu'elle finirait par faire naître au pourtour des articulations des espèces de concrétions calculeuses nommés *tophus*, spécialement composés d'acide urique libre, ou uni à une base comme la chaux ;

» 7° Parce qu'elle affecterait presque exclusivement les personnes de la classe riche ;

» 8° Parce qu'elle serait héréditaire et se développerait sous l'influence de causes dépendant surtout de l'alimentation, et non, comme le rhumatisme, par l'impression du froid.

» Tout cela constitue-t-il des différences réelles ? Voici les preuves que nous donnons :

» On voit souvent le rhumatisme véritable débuter par les petites jointures, comme on voit ce qu'on nomme la goutte atteindre les grandes articulations et produire, dans l'un et l'autre cas, la même série de symptômes locaux.

» Les exacerbations dont on parle dans la goutte se trouvent dans le rhumatisme, et les symptômes gastriques, surtout dans certaines constitutions médicales, ne sont point rares;

» On sait aussi que le rhumatisme est peut-être, de toutes les maladies aiguës, celle dans laquelle les urines sont le plus foncées et contiennent la plus grande proportion d'acide urique.

» Objectera-t-on que la goutte est héréditaire? mais nous savons que, d'après les recherches de M. Chomel, le rhumatisme ne l'est pas moins.

» Tirera-t-on des concrétions tophacées un caractère distinctif? Requin a fait observer que le rhumatisme était aussi apte à les produire que la goutte, du moment qu'il atteignait, comme celle-ci, les petites articulations.

» Quant à la coïncidence de la goutte avec la gravelle, affections auxquelles on a attribué une origine commune, Requin note qu'on a beaucoup exagéré la fréquence de cette coïncidence; et puis, dit-il, ayant admis complaisamment que la goutte était la maladie des gens riches, et le rhumatisme celle des pauvres, cette différence de l'une avec l'autre, sous le rapport de la coexistence avec la gravelle, s'ensuivrait nécessairement, car les riches ont incontestablement le triste privilége d'être, par leur manière de vivre, plus souvent atteints de la gravelle. »

Le professeur Grisolle conclut en disant :

« On a établi un diagnostic différentiel entre la goutte et le rhumatisme par des signes encore plus illusoires. N'a-t-on pas prétendu que, dans la goutte, la douleur existait sous la forme d'un point ; tandis que, dans le rhumatisme, elle était étendue et large ? J'ai vu un ancien médecin de l'hôtel-Dieu de Paris, très-rhumatisant, se fonder sur ce caractère pour établir s'il avait un rhumatisme ou bien la goutte, se croyant atteint des deux affections à la fois.

» Les signes distinctifs tirés des symptômes, de la marche, des accidents consécutifs, sont tellement infidèles, qu'un auteur qui a écrit sur la goutte un traité assez estimé, Guilbert, ne croyait pas pouvoir arriver par eux à un diagnostic certain, et il établissait que le seul moyen de distinguer les

deux affections se trouvait dans la considération
des causes. Il arrivait donc à dire que les douleurs
qui succédaient à l'impression du froid apparte-
naient au rhumatisme, tandis que celles qui sur-
venaient en dehors de cette cause, ou sans qu'elle
eût été constatée, chez des individus placés d'ail-
leurs dans des conditions d'aisance ou de luxe,
caractérisaient la goutte. Un pareil raisonnement
n'a pas besoin, je pense, d'être réfuté.

» En résumé, nous croyons, avec MM. Chomel
et Requin, que rien ne légitime une distinction
fondamentale entre la goutte et le rhumatisme
articulaire. Nous dirons avec M. Pidoux et comme
lui, que la goutte est un rhumatisme développé
chez des sujets d'une organisation particulière,
dans des conditions héréditaires ou hygiéniques
qui ne sont pas celles de tous les rhumatisants. »

CONCLUSIONS

___

Si l'affection rhumatismale se porte sur les grosses articulations ou sur les petites jointures, sur les muscles ou sur les divers appareils de l'organisation, le traitement que j'ai indiqué doit être suivi dans tous les cas, puisque l'affection est identiquement la même et dérive d'une cause unique, l'insuffisance de gélatine dans le torrent de la circulation.

Je ne cite pas les nombreux cas de guérison que j'ai obtenus à l'aide de mon traitement, parce qu'ils pourraient paraître entachés de partialité.

Dans les éditions suivantes, je publierai les observations que voudront bien m'adresser les

J. BOYER.   5

médecins et les malades, tout en m'abstenant de
donner les noms de ces derniers.

———

Les malades qui désireraient une consultation
sont priés de s'adresser au docteur Jules Boyer,
au château de la Roche-Noire, par le Cendre,
Puy-de-Dôme.

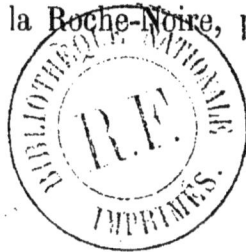

FIN

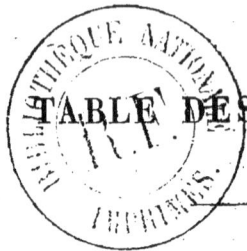

TABLE DES MATIÈRES

FIN DE LA TABLE DES MATIÈRES.

PARIS. — IMPRIMERIE DE E. MARTINET, RUE MIGNON, 2